DE LA MÉLANCOLIE

PAR

le Dr Alexandre PARIS

MÉDECIN-ADJOINT DE L'ASILE D'ALIÉNÉS DE CHALONS-SUR-MARNE

MÉMOIRE

Couronné par l'Académie de Médecine

PRIX LEFEVRE

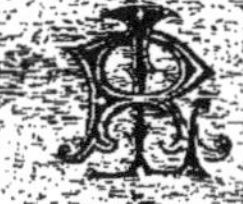

CHALONS-SUR-MARNE

Imprimerie-Librairie LE ROY, rue d'Orfeuil, 27

1887

DE LA MÉLANCOLIE

PRINCIPALES PUBLICATIONS

DU DOCTEUR

A. PARIS

Du Délire ambitieux. — Thèse de Doctorat.

Cas de guérison rapide de lypémanie avec mutilation. — *Annales médico-psychologiques* (mars 1883).

Hernie crurale. Taxis progressif et prolongé suivi de succès. — *Gazette des Hôpitaux* (2 juin 1883).

Hernie ombilicale. Taxis progressif et prolongé suivi de succès. — *Gazette de Hôpitaux* (11 septembre 1883).

Lypémanie chronique avec délire des négations. — *Annales médico-psychologiques*

Une forme d'agitation maniaque dans l'épilepsie. — *Encéphale* (n° de janvier 1884).

Rapport médico-légal sur le nommé Paul-Eugène Girot, inculpé d'incendies volontaires. — Châlons, juin 1884 (avec le docteur Henry Bonnet).

Paralysie générale progressive par insolation. — *Annales médico-psychologiques* (novembre 1884).

Hallucinations continues dans l'imbécillité. — *Encéphale* (déc. 1885). Notes sur la convalescence dans les maladies mentales. — *Encéphale* (1886. n° 5).

De l'action des fibres obliques de l'estomac. — *Progrès médical* (4 juin 1887),

Note sur un cas d'atavisme. — *Archives de Neurologie* (n° 41, septembre 1887).

Alcoolisme et ses principaux inconvénients montrés aux populations peu aisées. — Extrait du *Progrès de la Marne*.

Etc., etc.

DE LA MÉLANCOLIE

PAR

le Dr Alexandre PARIS

Médecin-Adjoint de l'Asile d'Aliénés de Chalons-sur-Marne

MÉMOIRE

Couronné par l'Académie de Médecine

Prix Lefèvre

CHALONS-SUR-MARNE

Imprimerie-Librairie LE ROY, rue d'Orfeuil, 27

1887

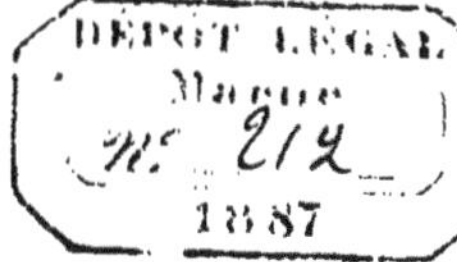

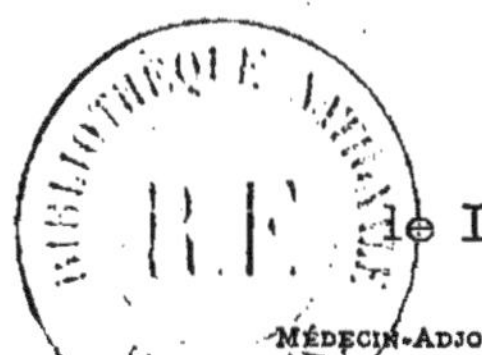

DE LA MÉLANCOLIE

AVANT-PROPOS

Dans cette étude, nous avons cherché surtout à bien dégager la mélancolie de la plupart des vésanies et à montrer qu'elle n'est qu'un état nerveux pathologique qui peut exister isolément, comme l'hystérie, par exemple, ou dont quelques traces peuvent être décelées au milieu de symptômes d'affections complètement différentes, comme il en est de l'hystérie dont on rencontre des phénomènes dans des maladies bien diverses.

DIVISION

—

Notre travail est divisé de la façon suivante :

1° Définition.
2° Aperçu historique.
3° Etiologie.
4° Observations suivies de remarques.
5° Réflexions générales.
6° Résumé.
7° Conclusions.

—

DÉFINITION.

Nous considérons la mélancolie comme une forme de
maladie très tranchée et bien séparée des autres variétés
de lypémanie partielle.

Nous venons de prononcer l'expression « Lypémanie
partielle », elle nécessite quelques développements : elle
appartient à la classification de M. Ach. Foville. Il divise,
en effet, les folies dépressives en : 1° lypémanie générale,
2° lypémanie partielle : la première comprenant la lypémanie anxieuse, la lypémanie calme ou apathique, la
lypémanie stupide ou mélancolie avec stupeur ; la seconde
englobant la folie hypochondriaque, le délire des persécutions, etc. La mélancolie simple, selon nous, représen-
terait la seconde division de la lypémanie générale et on
ne devrait considérer comme mélancolique proprement dit
ni le lypémaniaque anxieux, ni le lypémaniaque stupide
ou en stupeur, tous deux généralement en proie à des
hallucinations, tandis que, à notre sens, la mélancolie doit
être ainsi définie : *L'expression d'une dépression générale
des systèmes nerveux de la vie intellectuelle et de la vie
végétative*, par conséquent un état s'accompagnant d'affaissement intellectuel avec pénurie d'idées résultant d'une
dénutrition des éléments nerveux ou tout au moins d'un
travail insuffisant de réparation de ces éléments au fur et

à mesure de leur usure. C'est déclarer que nous sommes tout à fait de l'avis de M. Luys disant qu'à une stimulation sanguine faible du sensorium correspond un état lypémaniaque (1).

La question se dégageant ainsi très-clairement, nous verrons que la mélancolie a des caractères bien définis, qu'elle est susceptible, comme le délire des persécutions, de comporter un cycle bien arrêté.

(1) Luys. — Traité des maladies mentales. — 1881. — p. 106.

APERÇU HISTORIQUE.

La mélancolie proprement dite n'a jamais été séparée franchement de l'hypochondrie, de la lypémanie anxieuse, de la lypémanie stupide, etc. ; nous n'aurons donc pas à remonter au déluge ni à suivre la tradition routinière qui veut que tout travail commence par un historique complet. Du reste, les renseignements bibliographiques et historiques que l'on peut désirer se trouvent tous, aussi détaillés que possible, dans les deux nouveaux grands dictionnaires (Jaccoud et Dechambre) et nous n'aurions pas grand mérite à les en extraire.

Nous nous bornerons à exposer les opinions de quelques-uns des maîtres qui ont surtout marqué les grandes étapes de l'aliénation mentale et qui ont, pour ainsi dire, résumé leur époque.

Les auteurs anciens, depuis Hippocrate, donnaient le nom de mélancolie à un délire partiel, sans fièvre, avec crainte et tristesse prolongée ; ils admettaient cependant deux espèces de mélancolie, une mélancolie gaie et une mélancolie triste. Afin d'éviter toute confusion, Esquirol a donné à cette dernière le nom de lypémanie. Il a rangé dans la *monomanie* ou *mélancolie* tous les délires lypémaniaques, délire des persécutions, hypochondrie et lypémanie stupide.— Pensant à quelques malades de son service,

il écrivait : « Desséché par les remords, tel malade traîne
« avec ennui les faibles restes d'une vie qui se soutient à
« peine ; il invoque la mort. Près de lui, cet homme qui
« vous paraît être heureux et jouir de sa raison, calcule
« l'instant de sa dernière heure avec un sang-froid épou-
« vantable ; il prépare avec calme, et même avec joie, les
« moyens de cesser de vivre. Que de terreurs imaginaires
« dévorent les jours et les nuits de ces mélancoliques » (1).
— L'erreur est complètement manifeste et nous établirons
plus tard que la mélancolie n'est pas un délire mais un
état.

Dans la seconde édition de son *Traité de la manie*, Pinel,
s'occupant de statistique, trouve 630 maniaques pour
210 mélancoliques. Cette proportion n'est pas admissible,
car les mélancoliques typiques sont assez rares ; un grand
nombre de formes de lypémanies devaient donc être englo-
bées par Pinel dans la mélancolie. Du reste, ce mot a reçu
tellement d'acceptions différentes que les statistiques
anciennes n'ont qu'une bien faible valeur. Ainsi, Esquirol,
au contraire, croyait la mélancolie plus fréquente que la
manie.

Georget partageait les appréciations d'Esquirol dont il
avait adopté la classification en y ajoutant toutefois la
démence aiguë. Il attribuait, si l'on en juge par le passage
suivant, une grande part à l'influence du physique sur le
moral dans la genèse de la mélancolie : « Chez quelques
« *mélancoliques*, dit-il, l'explosion du *délire* semble être
« précédée d'irritation ou de phthisie pulmonaire, laquelle
« cesse aussitôt après l'invasion du désordre de la tête,
« pour reparaître avec le retour de la raison ; ces deux

(1) Esquirol. — Dictionnaire des sciences médicales. — 1816. — Art.
Folie, p. 152.

« états alternent souvent un certain nombre de fois jusqu'à
« la guérison de l'individu ou jusqu'à sa mort » (1).

Il cite à cet égard Esquirol qui a parlé d'une jeune fille
qui s'écria tout à coup qu'elle était guérie : ses menstrues
avaient coulé spontanément et sa raison s'était rétablie
aussitôt.

Nous rapportons ces observations d'autant plus volontiers qu'elles nous servent à prouver déjà que la mélancolie est un état lié à des troubles physiques bien évidents
et qu'elle n'a jamais été bien distinguée des autres formes
de lypémanie.

Bien que Calmeil ait mieux isolé l'hypochondrie déjà
en 1839, il a encore confondu la mélancolie avec le délire
des persécutions, la lypémanie anxieuse et la démonoma-
nie : « Dans le Moyen-Age, dit-il, l'on redoutait les foudres
« de l'Eglise, les bûchers de l'Inquisition, comme les
« mélancoliques d'autrefois craignaient d'être condamnés
« à boire la ciguë, à être livrés aux bêtes. De nos jours
« les lypémaniaques ont peur de la police, des tribunaux,
« de la guillotine ». (2)

A propos de la génération des maladies nerveuses, Bar-
thez entrevoit un état nerveux qui se rapproche assez de
la mélancolie proprement dite. Dans ces maladies, selon
lui, le système entier des forces du principe vital est
affaibli par une altération habituelle qui s'est introduite
dans les forces sensitives et dans leur influence sur les
forces motrices. « Lorsque ce changement général du
système des forces vitales existe à un très haut degré,
sans avoir pour cause principale aucune lésion permanente
de tel ou tel organe, elle constitue une maladie à laquelle

______

(1) Georget. — Dict. de Médecine. — 1836. — Tome XIII. — Art. folie.
(2) Art. Monomanie. — Dict. de Médecine. — Tome XX. p. 152.

on a donné le nom de vapeurs, et qu'on a nommée aussi
névropathie. Cette maladie, très variée dans ses effets, doit
être distinguée de l'affection mélancolique hypochondriaque
et de l'état nerveux qui est bornée aux organes digestifs,
quoique chacune de ces affections différentes puisse
coexister avec elle. »

Lorry a identifié la mélancolie, l'hypochondrie et l'hystérie.

Morel n'admettait pas la mélancolie en tant que psycho-
pathie distincte; il en faisait tout simplement un symptôme.
« Je n'ai pas à étudier ni à examiner la mélancolie, pas
« plus que la manie, disait-il, comme des formes parti-
« culières de la folie. La classification que j'ai adoptée me
« donne la latitude de rattacher à ces deux états patholo-
« giques un sens exclusivement symptômatique. La dépres-
« sion et l'exaltation sont des sensations maladives que
« l'on observe dans les différentes variétés de la folie ». (1)

Marcé définit la mélancolie « une affection mentale
« caractérisée par des idées délirantes de nature triste et
« par de la dépression portée parfois jusqu'à la stu-
« peur ». (2) — Cette définition seule fait participer la lypémanie anxieuse et la lypémanie stupide à la constitution
de la mélancolie. Il suffit, du reste, de parcourir la symptômatologie donnée par l'auteur pour remarquer cette confusion ; on trouve alors dans la mélancolie un délire très
étendu, des illusions, des hallucinations, de la panophobie,
etc., tous symptômes qui sont étrangers à cette vésanie.
Il a signalé, il est vrai, une mélancolie sans délire, mais
sans en faire une entité morbide, au même titre que
le délire des persécutions, par exemple, et en lui adjoi-

(1) Morel. — Traité des maladies mentales. — 1860. — p. 469.
(2). Marcé. — Traité des maladies mentales. — 1862. — p. 312.

gnant deux formes de mélancolie, mélancolie simple et
mélancolie avec stupeur, qui correspondent à la lypémanie
anxieuse et à la lypémanie avec stupeur, ce qui prouve
que Marcé reconnaissait à ces trois formes une origine
commune ; parfois même il les faisait découler l'une de
l'autre, alors qu'elles ont chacune des caractères bien
différents et une marche distincte.

Falret montre aussi dans la mélancolie de l'anxiété, des
craintes imaginaires, de la défiance, presque des idées de
persécution : « En contradiction avec la nature entière,
« dit-il, le mélancolique ne peut se réfugier dans son for
« intérieur, parce qu'il n'y trouve qu'anxiété, doute, défiance
« de lui-même et des autres ; tout lui paraît changé autour
« de lui. Souvent il s'en afflige ; souvent aussi il s'en irrite
« et croit au changement de ceux qui l'entourent, au lieu
« de croire à son changement personnel : de là dérivent
« l'irritation, la colère, la violence contre lui-même et
« contre les autres ». (1)

Griesinger (2) considère la mélancolie à peu près de la
même façon que Morel.

Erlenmeyer (3) décrit, dans la mélancolie, deux formes,
une mélancolie active et une mélancolie passive qui sont,
en réalité, d'une part la lypémanie anxieuse et le délire
des persécutions et d'autre part la lypémanie stupide.

M. Luys fait une large part au délire et aux hallucinations
dans la mélancolie où, à notre avis, on ne devrait pas les
rencontrer. Les conceptions délirantes dans le délire mélancolique « sont engendrées, dit-il, et perpétuées par des

---

(1) Falret. — Des maladies mentales. — 1864. — p. 325.

(2) Griesinger. — Traité des maladies mentales. — Traduct. du Dr Dou-
mic. — 1865.

(3) Erlenmeyer. — Symptômes et traitement des maladies mentales à
leur début. — Traduction du Dr I. de Smeth. — 1868. — p. 39.

« hallucinations ou des illusions incessantes qui sont
« comme autant de foyers autogéniques destinés à les
« éterniser dans l'esprit. Ce sont elles qui, dans les formes
« graves du délire mélancolique, conduisent insensible-
« ment à la stupeur ». (1)

Nulle part nous n'avons trouvé décrite une mélancolie
simple, ayant une évolution et une symptômatologie bien
spéciales faisant d'elle un état absolument et nettement
distinct des formes de lypémanie auxquelles on attribue
généralement un délire mélancolique. Ce sont ces caractères que nos observations mettront en relief.

(1) Luys. — Loc. cit. p. 500.

ETIOLOGIE.

Ainsi que nous l'avons fait entrevoir plus haut, l'étiologie des maladies mentales se trouve résumée dans cette proposition de M. Luys : « Il suffit de quelques modi-« fications, soit en plus, soit en moins, survenues dans « l'irrigation sanguine des réseaux du sensorium pour que « les manifestations fonctionnelles changent de face du « tout au tout, et passent successivement des phases de la « dépression extrême aux phases extrêmes de l'excitation « la plus franche ». (1)

Il n'est pas possible d'opposer le moindre argument sérieux à cette opinion que sa logique impose. Elle nous donne la clef de la genèse de la mélancolie. En effet, la misère physiologique, quelle qu'en soit la cause, n'aura-t-elle pas sur certains tempéraments une influence telle que l'une de ses premières conséquences sera une mélancolie franche, et cette mélancolie résultera bien évidemment de l'état de dépression du système nerveux occasionnée par une nutrition insuffisante des éléments constitutifs de ce système. Mais cette déchéance des forces nerveuses tient elle-même à des modifications profondes dans l'irrigation sanguine, modifications qui portent sur la quantité

______

(1) Luys. — Loc. cit. — p. 106.

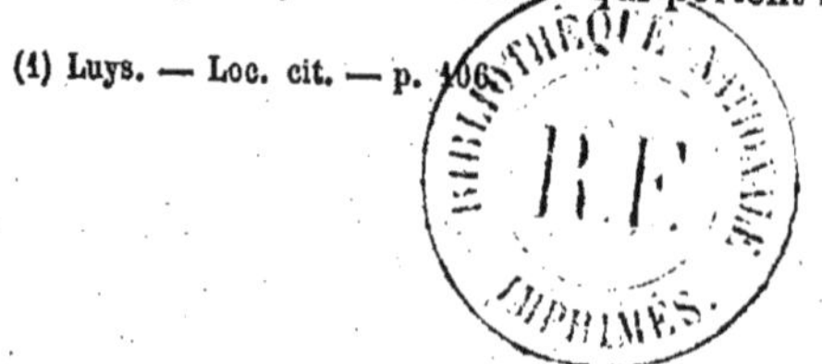

2

et la qualité du sang qui vient offrir aux éléments nerveux des matériaux de réparation. Les cellules nerveuses s'anémiant peu à peu, leurs fonctions se compromettent de plus en plus, et, si leur vie languit, il est tout naturel qu'elles ne puissent plus exprimer que de la langueur, de la dépression. Elles n'ont plus beaucoup d'activité, par conséquent le travail d'idéation est ralenti, ce qui nous explique l'état d'*affaissement sans délire* que l'on observe dans la mélancolie.

Qu'une cause morale produise la mélancolie, cet état sera toujours consécutif à une série de phénomènes analogues à ceux dont nous venons d'exposer l'enchaînement. Cette cause morale aura un retentissement sur le grand sympathique, mais les troubles du grand sympathique trouveront un écho du côté de l'appareil circulatoire, l'irrigation sanguine sera irrégulière, plus lente, la nutrition donc moins active et le travail nerveux diminuera en raison de la dénutrition ; il y aura par conséquent, dépression.

Que nous prenions n'importe quelle cause, nous arriverons toujours ainsi à déceler un ralentissement de l'irrigation sanguine et une réparation insuffisante des éléments nerveux avant l'apparition de la mélancolie proprement dite.

Ce qui revient à dire que toutes les causes capables d'amener un dépérissement des cellules nerveuses, de l'idéation principalement, peuvent être des causes de la mélancolie. Il devient donc inutile de les énumérer, la Physiologie nous les donnant toutes par déduction et tout médecin devant être avant tout physiologiste.

Si nous avions besoin d'autres arguments à l'appui de notre thèse, nous les emprunterions à l'observation journalière à laquelle chacun peut se livrer.

L'influence du physique sur le moral est incontestable ; il suffit pour s'en convaincre de penser à ce qui se passe en nous lorsque les conditions de temps et de milieux dans lesquelles nous vivons viennent à changer. Montesquieu a prétendu qu'en Angleterre le ciel brumeux était la principale cause du grand nombre de suicides ; n'avons-nous pas accepté son avis ? Les auteurs anciens font de l'Automne une des plus puissantes causes de mélancolie ; nous-mêmes, n'éprouvons-nous pas une certaine dépression à la chute des feuilles ? Cette dépression n'est certainement que le résultat de modifications de la respiration, de la *circulation*, de la *nutrition* par suite de variations atmosphériques très prononcées (influence de la pression atmosphérique, de la température, de la lumière, etc.). Il est admis par tout le monde que le voisinage des marais, l'air brumeux et humide prédisposent sinon à la mélancolie, du moins *à de la* mélancolie ; les effets du Siroco sur les Italiens, du Solano sur les Espagnols, du Kamsim sur les Egyptiens, etc., ont été signalés depuis longtemps.

Ajoutons enfin une nouvelle preuve de la logique de notre opinion ; elle est basée sur le traitement : un traitement reconstituant et des toniques ont presque toujours raison de la mélancolie franche.

Donc, toutes les causes de la mélancolie peuvent être ramenées à des troubles physiques (dénutrition ou réparation insuffisante des éléments nerveux).

OBSERVATIONS SUIVIES DE REMARQUES

Nous allons rapporter quelques observations de mélancoliques typiques, et il nous sera facile ensuite de mettre en évidence la mélancolie vraie et de la séparer de la lypémanie anxieuse et de la lypémanie stupide :

OBSERVATION N° 1.

RÉSUMÉ : 1re *phase :* Dépression seule, sans délire systématisé, sans hallucinations, sans illusions.

2° *phase :* Dépression et idées de suicide, sans délire, sans hallucinations.

Mort par suicide, quinze mois après la sortie de l'asile.

L.... Louise-Zéphirine, veuve G...., âgée de 54 ans, boulangère, entre dans le service le 14 Février 1884 ; d'après les affirmations du frère de cette femme, les antécédents seraient bons, mais, au point de vue de l'hérédité, nous conservons quelques doutes, car ce frère lui-même est affecté d'un bégaiement excessif. Le genre de vie de Mme G.... était régulier et, si l'on a remarqué, dans les derniers temps, quelques tendances à des excès alcooliques, il est bon de noter qu'elles ne se sont manifestées qu'après l'apparition des premiers troubles nerveux, c'est-à-dire depuis six à sept mois.

La maladie mentale s'est développée lentement, occasionnée, semble-t-il, par des contrariétés et des chagrins domestiques ; il est probable que l'âge critique a joué aussi un certain rôle. La ménopause est établie depuis quelques années. Mme G.... n'a qu'un fils ; il lui a causé quelques désagréments et il a été pour elle, durant les dernières années, une source d'ennuis ; son mari ne lui a pas non plus donné toujours les satisfactions qu'elle méritait par la régularité et l'intelligence qu'elle apportait dans la tenue de son commerce.

Première phase de la maladie : Dans une première période, la maladie a été marquée par un changement de caractère, une disposition spéciale à la tristesse : un rien, le moindre accident, la contrariété la plus légère, attristait Mme G... sans que cette tristesse fût même motivée pour elle. Elle est restée déprimée, apathique, sans délire, sans hallucinations, pendant quelques mois, puis elle est arrivée (*seconde phase de la maladie*) à se figurer (un peu à raison) que la ruine était proche, son fils ne paraissant pas changer de conduite ; de là à des idées de suicide, il n'y avait qu'un pas et il fut vite fait ; la malade se jeta un jour dans un puits.

Elle entre à l'asile à la seconde phase de la vésanie dont elle est atteinte.

Etat au moment de l'entrée. — 14 *Février* 1884. — Mme G.... est une femme de taille moyenne, constitution mixte, tempérament lymphatico-nerveux ; son squelette est régulièrement développé et il n'y a chez elle ni vices de conformation, ni vices d'élocution.

Elle est triste, déprimée, ne prête aucune attention aux questions que nous lui adressons, pousse de temps en temps quelques gémissements et accepte peu volontiers les aliments.

En Avril, la malade commence à s'occuper un peu, mais la dépression mélancolique persiste, les réponses sont brèves, les conceptions lentes, et rien, dans les propos ou l'attitude, ne donne la trace d'un délire quelconque. Elle manque de spontanéité et d'activité, elle accepte les aliments et elle ne fait aucune tentative de suicide. En somme, elle n'est que dans un état d'abattement physique et moral continuel (car toutes les fonctions de la vie végétative sont ralenties depuis longtemps).

Jusqu'en Août 1884, la situation reste la même ; vers le vingt, Mme G.... montre de temps en temps un peu de gaieté. Mais elle apprend un jour que son fils vient d'être nommé juge de paix, elle craint qu'il n'ait pas une instruction et une conduite en rapport avec ses fonctions et elle retombe dans un état de dépression profonde. Peu de temps après, ce changement de situation de son fils lui plait, et l'amélioration reparaît, suffisante pour qu'il soit possible de permettre aux parents de tenter le 6 *Septembre* 1884, *une sortie* à titre d'essai. — Quinze mois après, Mme G.... s'est suicidée chez elle.

Remarque. — Dans cette observation, nous distinguons deux phases bien tranchées : l'une ayant trait à la première période de la maladie, dans laquelle nous ne constatons que de la dépression, sans délire, sans hallucinations, l'autre, se rapportant à la deuxième période, dans laquelle des idées de suicide s'ajoutent à la dépression. La première phase représente, à notre avis, l'état aigü de la vésanie, la seconde étant l'état chronique.

Note : Le fils de Mme G...., motivait réellement les quelques inquiétudes signalées.

OBSERVATION N° 2.

RÉSUMÉ : *1ᵣₑ phase :* Apathie, tristesse profonde.

       2ᵉ *phase :* Dépression et idées de suicide. Tentatives de suicide. Pas de délire, pas d'hallucinations.

       Guérison.— Se maintenant parfaitement jusqu'à ce jour, 14 avril 1887.

Ch.... Marie-Armandine, femme P...., âgée de 26 ans, sans profession, entre à l'asile le 7 Juillet 1884.

Antécédents : Les antécédents de Mᵐᵉ P..... sont très-bons ; il n'y a eu dans sa famille aucun cas d'affection du système nerveux ; son père et sa mère ont toujours eu un genre de vie très-régulier ; ils vivent encore ; elle a trois sœurs, toutes trois en bonne santé ; elle est mère d'un enfant qui n'a jamais présenté de troubles du côté du système nerveux. Mariée depuis le 21 septembre 1880, elle vivait en bonne intelligence avec son mari ; depuis son mariage, comme auparavant, du reste, elle n'a été atteinte d'aucune affection physique sérieuse ; son mari croit se rappeler qu'elle a eu une attaque de nerfs en février 1882, à la suite d'une contrariété.

Son caractère habituel était doux ; elle n'avait aucune habitude de nature vicieuse et ne commettait d'excès d'aucun genre.

La seule cause de la maladie, cause qui a dû jouer le rôle de prédisposante et déterminante à la fois, doit être l'isolement auquel sont astreintes en province toutes les femmes qui se trouvent dans sa condition (son mari est gendarme); elle ne voyait presque personne, restait presque constamment seule dans son ménage, ce qui la rendait généralement un peu apathique.

Première phase de la maladie : Des phénomènes anormaux ont éclaté quelques mois avant l'admission, trois mois environ ; ils se traduisaient par une tristesse profonde non motivée, une extinction apparente de sentiments affectifs, en un mot, Mme P..., ayant jeté le manche après la cognée, était déprimée, mélancolique ; elle ne voyait aucun but à son existence, négligeait son ménage, et son isolement la conduisit à des idées de suicide (*seconde phase de la maladie*), mais son cœur de mère parlait encore : abandonner son enfant, le laisser peut-être malheureux, elle ne le pouvait pas, elle le ferait donc périr en même temps qu'elle.

Le sommeil avait totalement disparu. Les règles coulaient irrégulièrement depuis quelque temps déjà et toutes les fonctions de la vie végétative étaient ralenties.

Etat au moment de l'entrée. — 7 *Juillet* 1884. — La malade est déprimée, prête à peine attention aux questions qu'on lui adresse, ne fait que des réponses insignifiantes, paraît dépourvue de toute spontanéité mais accepte encore volontiers les aliments. On ne constate chez elle l'existence d'aucune idée de culpabilité, d'aucun délire de persécution, d'aucune hallucination. Elle ne s'explique pas au sujet des idées de suicide.

8 *Septembre* 1884. — Mme P..... semblait mieux depuis une quinzaine, elle était moins déprimée, s'occupait assez volontiers, s'intéressait un peu à ce qui se passait autour d'elle, mais sans lier conversation avec qui que ce soit. Ce matin, elle demanda un mouchoir de poche et eut l'air d'oublier de rendre celui qu'elle avait déjà ; cet oubli sembla peu naturel et, dès lors, Mme P..... fut l'objet d'une surveillance de tous les instants. On la vit bientôt aller aux cabinets d'aisance, on l'y suivit et on la trouva faisant une tentative de suicide par strangulation à l'aide de deux mouchoirs attachés l'un à l'autre. Une légère ecchymose circulaire commençait déjà à se produire.

Octobre.— Même état de dépression. Parle très-rarement. S'occupe un peu.

1er *Novembre.* — Madame P..... fait dans la nuit du 31 octobre au 1er novembre une nouvelle tentative de suicide. Elle a réussi à se procurer un fragment de verre d'un centimètre carré à l'aide duquel elle a pu découdre, pendant la nuit, une manche de sa camisole (elle était camisolée pour la nuit depuis la première tentative de suicide) ; cela fait, elle prit un des lacets de sa camisole et essaya de se donner la mort par strangulation.

Novembre et Décembre. — Même état général. Aménorrhée persistant, malgré un traitement hydrothérapique continu. Traitement médicamenteux tendant à rappeler les règles.

2 *Janvier* 1885. — Menstruation rétablie. Amélioration légère de l'état mental ; Madame P... s'occupe, est moins sombre et montre un peu de spontanéité ; elle est moins déprimée.

Durant les mois suivants, l'état mental est resté stationnaire, la malade n'a commis aucun acte déraisonnable et, le 6 *Août* 1885, d'après nos conseils, son mari la fit *sortir* et l'envoya passer quelque temps à la campagne, chez des parents où elle trouva quelques distractions et où la guérison s'affirma de plus en plus.

Aujourd'hui, 15 avril 1887, Madame P.... est complètement guérie ; elle s'occupe beaucoup de son ménage ; nous la voyons de temps en temps et il ne lui reste pas le moindre phénomène pathologique.

Elle nous a déclaré elle-même qu'elle n'avait *jamais* été en proie à des idées délirantes de nature persécutive ou hypochondriaque, qu'elle n'avait jamais eu d'hallucinations, mais qu'elle éprouvait autrefois un véritable sentiment de tristesse générale non motivée et que ses idées de suicide ne tenaient qu'à son ennui général.

Remarque. — Voilà encore une déprimée sans idées délirantes, sans hallucinations, et nous voyons chez elle deux phases bien tranchées : d'un côté la dépression seule, de l'autre la dépression et des tendances au suicide.

Enfin notons que la guérison arrive après l'usage de toniques, de reconstituants, après le rétablissement d'une menstruation régulière.

OBSERVATION N° 3.

RÉSUMÉ : *1re phase :* Dépression seule.

        2e phase : Dépression et, de temps en temps, idées de suicide.

        3e phase : Convalescence apparente, mais puérilité des idées et des actes indiquant une chronicité.

La nommée B..., Marie-Clarisse, veuve W..., âgée de 51 ans, femme de ménage, entre à l'Asile le 22 Juin 1885. — C'est une femme de taille moyenne, constitution mixte ; son squelette est assez régulièrement développé, il y a cependant un peu d'aplatissement bilatéral de la boite cranienne. Elle est issue d'un mariage consanguin (cousins germains). Elle a reçu l'instruction primaire ; son caractère est doux, calme ; les idées religieuses sont développées, mais sans exagération cependant.

Mariée à l'âge de 36 ans, Madame W..... a eu deux enfants dont l'un a succombé par suite du croup ; son mari est mort en 1884. Cette perte, qui l'a vivement affligée, l'isolement, la misère et les mauvais traitements auxquels elle a été en butte dans sa famille, la ménopause existant depuis un an ont amené l'affaissement moral que nous constatons et qui se traduit par de la tristesse, des pleurs faciles non motivés, un peu d'obtusion de la mémoire et du jugement, un état de craintivité très-grande, telle que la malade ne peut affronter aucun regard ; dès qu'on jette les yeux de son côté, elle se met à pleurer comme une enfant sans savoir pourquoi. Elle est habituellement triste mais n'accuse aucune conception délirante, aucun trouble de nature hallucinatoire. On remarque un certain fond d'hystérie.

Peu à peu, l'état général est devenu meilleur, la dépression a diminué et, si l'on a vu de temps en temps quelques manifestations de tendances au suicide, elles n'ont été que passagères ; la malade s'est mise à travailler avec plus d'entrain, les pleurs sont devenus moins fréquents bien que la physionomie ait conservé l'empreinte d'une grande tristesse, d'un ennui non motivé. Les sentiments affectifs ont toujours été normaux et il n'a jamais été possible de constater l'existence d'un délire quelconque ou d'hallucinations.

Aujourd'hui, 25 mars 1887, l'état mental s'est peu modifié ; cependant un peu de gaieté tend à reparaître, les idées et les actes sont souvent puérils et nous croyons la maladie arrivée à cette phase de convalescence apparente, que l'on observe souvent dans le cours d'une vésanie, phase qui n'est, pour ainsi dire, que le trait d'union de la curabilité à l'incurabilité.

Remarque. — Cette observation nous montre une mélancolique sans idées de persécution, sans hallucinations, sans craintes imaginaires, sans idées de culpabilité. Pendant un long temps la dépression a été seule ; ensuite on a pu constater en même temps quelques tendances au suicide et enfin la maladie est arrivée, comme les vésanies qui ne marchent pas vers la guérison, à une phase, de convalescence apparente, qui n'est bien fréquemment qu'une modification imprimée à l'approche de la débilité mentale.

OBSERVATION N° 4.

RÉSUMÉ : Dépression seule. Pas d'idées délirantes. Pas d'hallucinations. Pas d'idées de suicide. Guérison.
Donc : Première phase de la mélancolie.

D...., Céline, veuve L...., âgée de 61 ans, sans profession, a fait à l'asile un premier séjour du 14 Novembre 1877 au 26 Février 1878. Elle n'était que déprimée. Du reste, nous ne pourrions faire mieux que copier textuellement les bulletins et les notes du D^r, chef de service de l'époque, bulletins et notes qui résument bien l'observation :

28 *Décembre* 1877. — « Madame L... est convalescente ; l'esprit est demeuré impressionnable ; très-soumise et sa préoccupation, naturelle d'ailleurs, est l'état malheureux de sa fille restée aliénée dans le midi de la France. Je pense, si cet état raisonnable continue, qu'il y aura lieu de tenter une sortie dans quelque temps. »

28 *Janvier* 1878. — « Madame L... est résignée à voir sa fille entrer dans une maison de santé, si elle est encore malade, et à ne sortir qu'à l'annonce de la terminaison de cette affaire qui l'affecte naturellement, attendu son tempérament impressionnable, mais sans *troubler en rien sa raison ;* elle promet d'avoir du courage. »

19 *Février* 1878. — « Madame L... doit quitter l'asile à la fin du mois. Elle est très bien, fort raisonnable, comme elle l'a sans doute toujours été, et l'attente n'est pas sans inconvénients sur sa santé — si elle devait se prolonger au delà du terme fixé. »

Remarque. — Le placement de Madame L.... dans un asile d'aliénés n'a été motivé que par la crainte de tentatives de suicide. Elle était très déprimée, profondément triste, sans idées délirantes d'aucune sorte et la famille redoutait, pour l'avenir, quelques idées de suicide.

Voilà donc encore un exemple de mélancolie sans idées délirantes, sans hallucinations, et qui guérit durant sa première phase, c'est-à-dire avant l'apparition de penchants au suicide.

OBSERVATION N° 5.

RÉSUMÉ : Rechute après plus de huit ans de guérison complète. Mélancolie (première phase). Pas de délire, pas d'hallucinations. Guérison après traitement reconstituant.

Madame L..., âgée de 70 ans, entre à l'asile le 21 Août 1886. C'est une femme dont la santé physique est très-débilitée. Elle est déprimée sans se rendre bien compte des motifs de sa tristesse. Elle s'afflige beaucoup de se sentir de nouveau malade (1) et elle témoigne le désir de suivre un traitement qui permette de la rendre bientôt à sa famille ; elle promet d'exécuter ponctuellement toutes les prescriptions. L'appétit est considérablement diminué ; il y a insomnie à peu près complète et l'organisme entier est dans un état de misère. Les facultés intellectuelles sont assez bien conservées ; Madame L... reconnaît à l'asile un grand nombre de personnes qu'elle y a vues lors de son premier séjour.

(1) Cette observation est relative à la personne qui fait le sujet de l'observation n° 4. Un intervalle de huit ans de guérison complète séparant les deux maladies en fait deux affections indépendantes ou à peu près.

Traitement : toniques, reconstituants, extrait thébaïque, etc.

26 *Août* 1886. — Le sommeil se rétablit peu à peu, l'appétit reparaît, la carnation pâlie redevient rosée, mais un certain état de dépression, de tristesse générale, persiste. La malade s'occupe un peu et répond volontiers à nos questions. Elle n'est sous l'influence d'aucune conception délirante, d'aucune hallucination.

28 *Septembre* 1886. — L'état mental commence à s'améliorer. L'état de calme renait, la physionomie dépouille peu à peu le masque de la tristesse.

Madame L... sort *guérie* le 27 Octobre 1886.

Remarque. — Voilà encore un cas de mélancolie, dans lequel nous ne rencontrons absolument que de la dépression, cas suivi de guérison avant que l'affection soit arrivée à la seconde période (dépression et idées de suicide en même temps).

Notons encore que c'est à la suite d'une amélioration de de l'état physique qu'est survenue l'amélioration de l'état mental.

OBSERVATION N° 6.

RÉSUMÉ : Mélancolie à la première phase, consécutive à des chagrins qui ont exercé d'autant plus facilement des ravages que la personne était âgée et déjà débilitée.

La nommée G..., Mélanie, âgé de 67 ans, sans profession, entre à l'asile en Avril 1884 ; c'est une femme de petite taille, de constitution assez bonne, mais dont la santé physique est débilitée. Elle répond assez exactement aux questions de temps et de lieux ; la mémoire est bien conservée, les sentiments affectifs n'ont éprouvé aucune atteinte et, cependant, il pourrait en être autrement car le fils de la malade se conduit depuis longtemps fort mal à l'égard de sa mère.

Madame G...... a été mariée pendant 44 ans ; elle est veuve depuis huit jours. De cinq enfants, il ne lui en reste qu'un qui lui a causé bien des tourments par son mariage et, en ces derniers temps, depuis la mort de son mari ; après lui avoir extorqué à peu près tout ce qu'elle possédait, après avoir excité quelque peu ses locataires contre elle, il l'a placée ici pour s'en débarrasser.

Madame G... parle avec loquacité ; ses idées sont parfois un peu incohérentes, mais son âge explique l'affaiblissement intellectuel léger que l'on distingue parfois chez elle. Elle reconnaît avoir eu de fréquentes discussions avec ses locataires qu'elle avait contraints de déménager et qui, naturellement, ne manquaient pas une occasion de témoigner leur mécontentement.

Elle est tranquille, s'occupe volontiers, n'est réellement sous l'influence d'aucune conception délirante, d'aucune hallucination. Elle est attristée par la conduite de son fils, pleure fréquemment et appelle de tous ses vœux la mort qui, seule, pourra mettre un terme aux douleurs morales que lui causent la perte de son mari, l'égoïsme de son fils et la condition misérable à laquelle elle est réduite. Les facultés intellectuelles commencent à céder un peu sous le poids des ans.

28 *Mai* 1884. — Aucun changement sensible. Madame G... est calme, facile à diriger, s'est occupée assez régulièrement jusqu'à ce jour. Elle pourrait encore vivre au dehors avec un appui. Toujours triste, ses conversations sont souvent entrecoupées par des sanglots. Elle s'alite aujourd'hui par suite d'affection organique du cœur (insuffisance mitrale). — Décès le 12 Août 1884.

Remarque. — Cette pauvre femme est devenue mélancolique d'autant plus facilement que son âge et sa débilité physique ne lui permettaient pas d'offrir une grande résistance aux effets des chagrins dont ses derniers jours ont été abreuvés.

OBSERVATION N° 7.

RÉSUMÉ : *1re phase :* Dépression seule.
        2e phase : Dépression et idées de suicide.
               Refus des aliments. Tentatives de suicide
               par pendaison et par submersion.

H..., Marguerite-Severine, femme O.., âgée de 50 ans, vigneronne, entre à l'asile le 20 Juillet 1886. — De taille moyenne, constitution mixte, tempérament nervoso-sanguin, cette femme, dont le squelette est assez régulièrement développé, est émaciée par suite de refus des aliments. La menstruation a toujours été régulière jusqu'à la ménopause (étape de la vie de la femme à laquelle arrive Madame O...).

La maladie de Madame O... remonte à Novembre 1885 ; elle a été déterminée par une frayeur vive qu'a eue cette femme en voyant un accident arriver à son petit neveu. Cet enfant faillit se faire écraser par une voiture. Elle a présenté presqu'immédiatement les phénomènes suivants : dépression mélancolique, tristesse permanente, affaissement moral ; puis, peu à peu se sont dessinées des idées de suicide (non motivées, même pour Madame O.....) s'accusant par un refus fréquent des aliments et enfin la malade a tenté, à plusieurs reprises, de se pendre ou de se noyer. Le sommeil avait disparu.

C'est dans ces conditions qu'elle arrive à l'asile ; elle s'explique volontiers sur ses antécédents et n'est en proie à aucune idée délirante, à aucune hallucination. L'appétit est presque nul.

Madame O... jusqu'à ce moment, avril 1887, est restée déprimée, sans sommeil naturel, inconsciente, sans délire et sans hallucinations et il est toujours nécessaire de l'obliger à prendre ses aliments. Elle a besoin, à cause de ses idées de suicide, d'une surveillance de tous les instants.

Remarque. — Nouvel exemple de mélancolie comprenant deux plases : 1° Dépression ; 2° Dépression et idées de suicide, sans idées de culpabilité, sans délire des persécutions, sans hallucinations. Cause prédisposante, d'ordre physique : ménopause. — Cause déterminante, morale : émotion brusque et très-vive.

OBSERVATION N° 8.

RÉSUMÉ : Mélancolie franche. — Deux phases :
   1re phase : Dépression seule.
   2e phase : Dépression et idées de suicide.
   Guérison.

F..., Anne, veuve Th..., âgée de 65 ans, lessiveuse, entre à l'asile le 13 octobre 1886. — C'est une femme de petite taille, courbée par l'âge et dont la constitution est débilitée.

Enfant naturelle, elle fut élevée assez convenablement et fut toujours bonne ouvrière. Elle ne reçut aucune instruction. Elle n'a jamais été atteinte de maladies physiques graves.

Les troubles qui ont nécessité sa séquestration se sont développés peu à peu. Madame Th... avait toujours vécu avec son fils à V..... jusqu'au commencement de l'année 1886 ; à cette époque, son fils fut obligé de quitter V. . ; ne voulant pas laisser sa mère seule, en raison de son grand âge, il l'emmena avec lui, mais elle ne put s'accoutumer à sa nouvelle résidence tant elle était habituée à son genre de vie dans la première ville, dont elle n'était, du reste, jamais sortie. Elle devint triste ; enfin la dépression fut telle que son fils dut la ramener à V. . . ; il la logea dans une petite chambre garnie, lui donna les moyens de vivre tranquillement, mais l'état de mélancolie qui s'était développé ne fit que s'accentuer et, au commencement de Septembre 1886, Madame Th... fit une tentative de suicide par pendaison. Il devenait donc nécessaire de lui donner une surveillance et des soins spéciaux.

Etat au moment de l'entrée. — 13 *Octobre* 1886. — A son arrivée à l'asile, cette femme est très-déprimée, elle pleure à chaque instant ; ses facultés intellectuelles sont un peu affaissées et elle n'accepte qu'une faible alimentation. Elle n'est sous l'influence ni d'hallucinations, ni d'idées délirantes. Questionnée au sujet de sa tristesse et de sa tentative de suicide, elle répond que se croyant seule, sans fortune, craignant d'être à charge à son enfant, elle a dû faire quelques privations et que, peu à peu, elle s'est laissée aller.

A l'asile, Mme Th... a trouvé un traitement moral et une surveillance attentive qui l'ont décidée à s'alimenter régulièrement, à accepter un genre de vie en rapport avec son état ; le sommeil a reparu, l'état général s'est amélioré, la dépression s'est dissipée et aujourd'hui, 15 Avril 1887, la guérison peut être considérée comme assurée. Mme Th.... sortira prochainement. Elle se rend parfaitement compte de sa situation et elle se propose, après mûres réflexions, de retourner auprès de son fils.

Remarque. — Encore un exemple, frappant, de notre mélancolie typique : une première phase, de dépression seule, sans le moindre délire, — une seconde phase, dans laquelle coexistent dépression et idées de suicide.

Les accidents nerveux ont été précédés de troubles de nutrition, de débilité de la constitution, occasionnée par des privations ; ils ont été consécutifs, en somme, à de la misère physiologique et il a suffi de remonter l'organisme pour rendre la raison à la malheureuse qui fait le sujet de l'observation.

Nous pourrions citer encore nombre de cas analogues aux précédents, tels, par exemple, ceux des nommées G... Marie-Louise, veuve A... et P... Adèle-Célerine.

La première de ces malades, née le 12 Octobre 1843, entrait à l'asile le 27 Avril 1887. Elle était veuve depuis Octobre 1886 et avait charge de cinq enfants ; malgré son désespoir, elle avait essayé de suffire par son travail aux besoins de six êtres, mais elle s'était vue bientôt incapable de réussir et, fatiguée, elle était tombée dans un état de dépression générale. — A son arrivée à l'asile, elle se disait « sans conscience d'elle-même dans l'impossibilité de se livrer à un travail suivi, dépourvue de tout sentiment affectif, dégoutée de tout » et elle demandait qu'on la débarrasse de la vie. Elle refusait les aliments et était privée de sommeil. Il n'y avait chez elle ni délire ni hallucinations ; on ne remarquait qu'un affaissement général avec développement naissant d'idées de suicide.

P... Adèle-Célerine, née le 18 Juillet 1830, était entrée à l'asile le 19 Avril 1887, à peu près dans le même état que la malade dont nous venons de parler ; elle était très-déprimée, n'acceptait aucun aliment, répondait à peine aux questions qu'on lui adressait et se laissait volontiers nourrir à l'aide de la sonde œsophagienne. Elle se sentait pour ainsi dire anéantie. Cet état de dépression sans délire, sans hallucinations, durait depuis quelque temps déjà ; il était attribué à l'isolement et à l'âge critique. L'internement de cette femme était motivé par une tentative de suicide. Etc., etc.

REFLEXIONS GÉNÉRALES

Notre manière de voir étant maintenant bien évidente et appuyée de preuves cliniques et physiologiques incontestables, nous ne croyons pas utile de multiplier les exemples. Une question bien posée est à moitié résolue et dispense de trop longs développements. Toutes nos observations seraient, du reste, identiques aux précédentes. Partout, nous verrions la vésanie que nous étudions se décomposer en périodes distinctes : Durant la première, nous trouverions toujours une dépression profonde sans idées délirantes, sans hallucinations; pendant la seconde période, nous serions en face d'une malade déprimée et manifestant des tendances au suicide. Si nous suivions plus loin nos malades, nous les verrions arriver peu à peu à la guérison ou à la démence, dernière étape à laquelle conduisent presque toutes les maladies mentales; les idées de suicide disparaissent au fur et à mesure que l'intelligence s'affaiblit et enfin la vie végétative efface insensiblement la vie morale. Mais ce n'est qu'exceptionnellement que la mélancolie pure atteindra ce terme, car, le plus souvent, elle guérit, l'étiologie, telle que nous l'avons comprise, fournissant des indications de traitement on ne peut plus précises et ce traitement étant toujours facile à instituer.

La mélancolie, telle que nous la concevons, se distingue
donc bien nettement de la lypémanie anxieuse et de la ly-
manie stupide ou folie avec stupeur. Dans ces deux dernières formes, il peut bien y avoir de la tristesse, mais il
y a toujours un délire très-étendu et des hallucinations,
surtout de nature terrifiante dans la folie avec stupeur ;
dans la mélancolie proprement dite, au contraire, jamais
d'hallucinations et, pour ainsi dire, jamais de conceptions
délirantes. Les idées de suicide peuvent exister dans les
trois cas, mais, dans la mélancolie, nous les trouvons bien
isolées et non motivées par des idées de persécution, des
craintes imaginaires, des idées de culpabilité, des hallucinations ou des illusions comme dans les lypémanies anxieuse et stupide.

La lypémanie partielle se différencie d'elle-même ; il n'y
a donc pas à insister.

Voici, en résumé, comment devrait être exposée l'évolution de la mélancolie :

PREMIÈRE PHASE	SECONDE PHASE	TROISIÈME PHASE	QUATRIÈME PHASE
Mélancolie aiguë. Curable. Dépression seule.	Mélancolie chronique. Encore curable. Dépression et, le plus souvent, idées de suicide sans conceptions délirantes, sans hallucinations, sans illusions.	Mélancolie chronique. Incurable (rare). Persistance des troubles de la seconde phase, mais moins marqués. Puérilité des idées et phénomènes laissant entrevoir de l'affaiblissement intellectuel.	Démence.
Durée courte. Habituellement de quelque mois seulement.	Durée quelquefois assez longue. Des années.	Durée indéterminée.	Durée : jusqu'à la mort.

Ainsi comprise, la mélancolie est une vésanie assez rare ; nous ne l'avons jamais rencontrée chez l'homme et toutes les causes dépressives, telles que : chagrins, contrariétés, vie sédentaire, surmènement nerveux, misère physiologique, déviation de processus physiologiques normaux (menstruation, puberté et ménopause) etc., toutes ces causes peuvent précéder les troubles de sensibilité qui la caractérisent.

Cet état est rare, en tant que complètement isolé, typique, mais il peut accompagner d'autres maladies, se fusionner avec elles, et c'est ainsi que l'on verra des délires de persécution avec dépression mélancolique, de l'hypochondrie avec dépression mélancolique, de la paralysie générale avec dépression mélancolique, etc., selon qu'un plus ou moins grand nombre de causes prédisposantes ou déterminantes de la mélancolie auront exercé sur l'organisme des effets simultanément avec les causes ordinaires de la folie des persécutions, de la folie hypochondriaque, de la périencéphalite diffuse, etc. Dans ces cas, la mélancolie sera parfois considérée comme dominant, alors qu'elle n'est que tributaire, parce qu'elle voilera, étant donnée sa nature dépressive, les conceptions délirantes, les troubles divers sur lesquels elle se sera greffée, ou plutôt parce qu'elle en atténuera les manifestations. — Quelquefois la réciproque est vraie.

Parmi plus de six mille aliénés (hommes et femmes) que nous avons examinés, nous n'avons pas rencontré chez l'homme un seul *cas* de la mélancolie *typique* que nous venons de décrire chez la femme, mais nous avons observé souvent des lypémaniaques chez lesquels il existait de la dépression mélancolique ; cela n'est pas plus étonnant que de ne trouver l'hystérie typique que chez la femme et de voir parfois des troubles hystériformes chez l'homme.

Il n'y a rien d'extraordinaire à ce que l'on n'ait à traiter qu'un bien petit nombre de mélancoliques dans les asiles puisque cette maladie guérit très-facilement. En effet, nous avons démontré physiologiquement et cliniquement qu'elle est consécutive généralement à un certain degré de misère physiologique et qu'elle est exempte de conceptions délirantes ou de nature hallucinatoire. N'est-il pas facile de la traiter à domicile, et le public ne considère pas comme un aliéné un individu qui ne délire pas ou qui ne commet aucun acte dangereux pour la Société. Les familles conservent donc leurs mélancoliques, les traitent d'une façon plus ou moins rationnelle, les guérissent ou les laissent mourir par suite de marasme, quelquefois par suite de suicide. On ne place ces malades dans les asiles que si elles ont fait quelques tentatives de suicide ou si l'on a consulté un médecin ayant quelques notions d'aliénation mentale (les médecins de cette catégorie sont malheureusement encore assez rares, surtout dans les campagnes).

Quant aux hommes mélancoliques, nous n'en voyons pas, probablement parce que l'on noie trop souvent sa tristesse et ses ennuis dans l'alcool et que d'autres accidents plus sérieux se substituent à l'état que nous étudions.

TRAITEMENT

Les causes de la mélancolie sont les principales indications du traitement ; il faut les avoir toujours en vue, les combattre si elles persistent, chercher à en atténuer les effets si elles-mêmes se sont dissipées.

Dans tous les cas, les fonctions de la vie végétative étant toujours ralenties, modifiées, ainsi que nous l'avons dit en prenant l'opinion de M. Luys, il y aura toujours lieu de prescrire un régime fortifiant et excitant. On devra lui adjoindre, selon les circonstances, un traitement moral, un traitement médicamenteux ou un traitement hydrothérapique ou l'ensemble de ces modes d'action. Il est bien évident que l'on devra recourir à tous ces moyens si l'on est, par exemple, en présence d'une jeune fille devenue mélancolique par suite de troubles fonctionnels liés à la puberté. La ménopause, bien souvent aussi, nous fournira quelques indications. Il n'y a pas de règles spéciales à poser ; chaque médecin, avant de commencer un traitement, doit considérer chaque malade comme atteint d'une affection nouvelle pour lui et l'analyser en véritable physiologiste. Après le rôle du physiologiste et du clinicien, celui du thérapeutiste ; si le premier est bien rempli, les indications jailliront naturellement et l'on verra, dans tous les cas, le traitement confirmer notre manière de comprendre l'étiologie de la mélancolie et sa nature.

De l'ensemble de nos observations, il semblerait résulter que les mélancoliques ne sont dangereux que pour eux-mêmes. Certes, le principal danger menace leur existence, mais il n'est pas le seul contre lequel la Société doit diriger sa vigilance. Très-fréquemment, ces malades conservent quelques sentiments affectifs et, avant de se donner la mort, elles songent à ceux qu'elles vont laisser (voir observation n° 2); que vont devenir de pauvres enfants privés de leur mère, des malheureux aux besoins desquels il faut qu'un appui pourvoie! Peut-on les livrer ainsi au hasard de l'infortune! Un cœur de mère reste encore à cette pauvre femme qui veut quitter la vie ; elle cherchera à supprimer ses enfants avant de mourir.

Qu'elle soit arrêtée après avoir commis un infanticide, elle sera peut-être considérée comme responsable alors qu'elle obéissait à de bons sentiments et aux conséquences d'un état pathologique que la justice et les médecins non spécialistes peuvent parfaitement méconnaître en raison de l'absence de délire et d'hallucinations.

Il est donc nécessaire de s'entourer des plus grandes précautions, avant d'émettre un avis, lorsqu'on se trouve en présence d'une déprimée sur laquelle pèse quelque accusation.

RÉSUMÉ

L'étude de la mélancolie est aussi simple que possible ; voici, en résumé, comment nous la concevons :

DÉFINITION

La mélancolie est l'expression d'une dépression générale des systèmes nerveux de la vie intellectuelle et de la vie végétative.

CAUSES

Tout ce qui peut amener l'anémie des cellules nerveuses, soit directement, misère physiologique, soit indirectement, causes morales et leurs réactions sur le grand-sympathique, est susceptible de produire la mélancolie. — C'est donc la femme qui doit être le plus vivement éprouvée ; les femmes ont, en effet, un genre de vie plus sédentaire, elles prennent moins d'exercice que l'homme, elles ont à leur disposition moins de causes d'excitation générale du système nerveux, de la circulation, etc., et si leur système nerveux est plus délicat et plus sensible, il est aussi, par conséquent, plus rapidement terrassé par les émotions qu'elle qu'en soit la source.

DÉBUT

Lent et progressif, passant presque inaperçu, consistant simplement en modifications légères du caractère et de la sensibilité.

SYMPTOMATOLOGIE ET MARCHE

Ralentissement de toutes les fonctions de la vie morale aussi bien que de la vie végétative. Les malades n'ont plus la manière commune de sentir. Elles ne sont sous l'influence d'aucun délire, d'aucune hallucination ; elles ne présentent que de la dépression dans une première phase de leur état pathologique ; la seconde période est marquée, le plus souvent, par des idées de suicide. — Si la guérison n'a pas lieu, arrive une troisième phase, trait d'union qui relie la seconde période au terme habituel des maladies mentales incurables, la démence. Cette troisième étape est caractérisée par la disparition progressive de l'état de tristesse générale, par la puérilité de plus en plus accentuée des idées, en un mot par l'extinction progressive des facultés intellectuelles et de la sensibilité morale. La santé physique se modifie également comme dans tous les états chroniques.— Il est à remarquer que l'on ne constate alors ni idées de nature ambitieuse, ni exagération du sentiment de la personnalité comme dans beaucoup de délires chroniques autres que le délire des persécutions chronique.

La durée de chacune de ces périodes est variable, comme dans toutes les vésanies.

TERMINAISON

La terminaison est : ou la guérison (presque toujours) dans le cours des deux premières phases, ou la mort par suite de suicide à la seconde phase de la mélancolie, ou l'incurabilité et la démence.

PRONOSTIC

Moins grave que celui de la plupart des vésanies.

DIAGNOSTIC

Facile, en raison de l'absence de délire et d'hallucinations ou d'illusions. La mélancolie n'existe pure et typique que chez la femme.

TRAITEMENT

Reconstituant et basé sur les causes.

CONCLUSIONS

1° La mélancolie est un état bien défini.

2° Elle occupe dans le cadre des neuro-psychopathies une place distincte, au même titre que le délire des persécutions, par exemple, ou que l'hystérie.

3° Il n'y a qu'une forme de mélancolie, comme il n'y a qu'une forme de délire des persécutions, mais on peut trouver *de la dépression mélancolique* dans des maladies bien diverses, comme on rencontre des idées de persécution ou des troubles de nature hystérique dans beaucoup de formes de folies qui s'éloignent cependant du délire des persécutions ou de la folie hystérique.

4° La mélancolie a une marche bien spéciale et une terminaison propre, presque toujours la guérison à la suite d'un traitement qui confirme notre opinion sur l'étiologie.

5° Elle n'existe, comme mélancolie franche et typique, que chez la femme, comme l'hystérie, par exemple, dont l'homme peut cependant aussi présenter des symptômes.

ADDENDUM

Cette façon simple de comprendre la mélancolie nous semble la seule vraie, d'après nos observations, qui sont excessivement probantes au sujet de la marche de la maladie et des caractères qu'elle revêt dans chacune de ses phases principales, caractères qui n'avaient pas encore été mis en lumière jusqu'à ce jour, malgré leur constance et leur netteté.

Il n'est pas possible de ne pas accorder dans le cadre nosologique une place spéciale à la catégorie de malades dont nous avons donné les observations et que chaque chef de service a dû rencontrer comme nous. En les examinant attentivement, en procédant même par exclusion, on ne pourra pas les ranger dans les classifications des auteurs classiques, aucun n'ayant fait une description applicable à ce groupe.

En présentant la question sous ce jour nouveau et sans s'égarer dans les détails, l'auteur a toujours été dominé par cette pensée :

« *Simplifier, c'est progresser.* »

TABLE DES MATIÈRES

840. — Typ. Le Roy.

www.ingramcontent.com/pod-product-compliance
Ingram Content Group UK Ltd.
Pitfield, Milton Keynes, MK11 3LW, UK
UKHW020650120726
13658UKWH00006B/1576